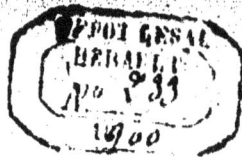

DOCTEUR VITALIS-COHEN

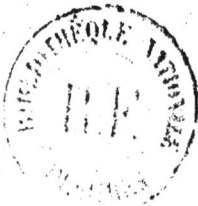

La
ièvre intermittente
et en particulier son Traitement
chez l'Enfant

...

MONTPELLIER
GUSTAVE FIRMIN ET MONTANE

A MON PÈRE ET A MA MÈRE

Je n'oublierai jamais les sacrifices
que vous vous êtes imposés pour moi.

A MES FRÈRES ET SŒURS

Tout mon dévouement.

A TOUS MES PARENTS

VITALIS-COHEN.

A MES MAITRES

A MES AMIS

VITALIS-COHEN.

AVANT-PROPOS

Sur les conseils de notre Maître, M. le professeur Baumel, nous avons choisi comme sujet de notre thèse inaugurale : LA FIÈVRE INTERMITTENTE ET SON TRAITEMENT EN PARTICULIER CHEZ L'ENFANT.

Après avoir rapidement passé en revue l'étiologie, la parasitologie et la pathogénie, nous étudierons avec plus de détails la symptomatologie et le diagnostic différentiel, nous réservant de nous étendre le plus longuement possible sur le traitement.

Nous terminerons ce modeste travail en publiant les observations que nous avons recueillies dans le service de M. le professeur Baumel, observations qui démontreront l'efficacité de la méthode préconisée par notre Maître, M. Baumel, pour le traitement du paludisme chez les enfants.

Mais, avant d'entrer en matière, c'est un devoir précieux pour nous d'exprimer publiquement notre reconnaissance à tous nos Maîtres de la Faculté de Médecine de Montpellier. Ils nous ont guidés dans nos études médi-

cales et ont su nous faire profiter de leurs bons conseils et de leur enseignement supérieur.

Qu'il nous soit permis d'exprimer tous nos remercie-ments à M. le Professeur Baumel, qui a bien voulu nous aider dans ce travail, accepter la présidence de notre thèse, et nous faire, ainsi, un honneur dont nous lui sommes profondément reconnaissant.

LA FIÈVRE INTERMITTENTE

ET EN PARTICULIER SON TRAITEMENT

CHEZ L'ENFANT

DÉFINITION. — ÉTIOLOGIE

BACTÉRIOLOGIE

L'impaludisme est une maladie endémique et quelquefois épidémique occasionnée par la présence, dans le
sang, d'un parasite qui vit aux dépens des globules rouges.

Elle se traduit sous des formes tellement variables: fièvres intermittentes, rémittentes, continues, pernicieuses,
larvées, lésions chroniques, cachexie, que l'impaludisme
est certainement, de toutes les maladies infectieuses,
celle qui est la plus répandue à la surface du globe ter-
restre.

Aujourd'hui, tous les auteurs sont d'accord pour admettre l'hématozoaire de Laveran comme agent spécifique
du paludisme. — Les conditions à son développement
sont la chaleur et l'humidité. — Voilà pourquoi dans les
pays marécageux c'est surtout en été que la malaria éclate.
Cette saison est favorable à l'évolution de tout organisme

inférieur. Plus on se rapproche des régions tropicales, plus les conditions favorables à son développement sont nombreuses.

L'hématozoaire s'attaque aux globules rouges, auxquels il se substitue peu à peu, lui empruntant le pigment, la mélanine, qui est incorporée dans le parasite lui-même, dans les leucocytes, dans les cellules des organes spléniques, hépatiques, nerveux, etc.

La malaria n'est pas contagieuse, mais elle paraît être inoculable, d'après les expériences du docteur Chassin (thèse de Paris, 15 décembre 1885).

Les vents répandent le parasite dans l'air. Il est absorbé par les voies respiratoires, ou bien ingéré avec l'eau venant des terrains marécageux. Une dernière théorie qui paraît très vraisemblable est celle qui consiste à faire jouer un rôle important aux piqûres des moustiques des pays marécageux, lesquels moustiques introduisent le parasite directement dans le courant sanguin.

L'impaludisme s'observe surtout dès le jeune âge, et il suffit qu'une épidémie éclate dans une localité pour voir que ce sont les enfants qui lui paient le plus large tribut. L'explication de cette prédominance de la fièvre intermittente chez l'enfant a été donnée par M. le professeur Baumel. Il dit que chez ce dernier l'appareil lymphatique joue un rôle considérable, au point de vue physiologique comme au point de vue pathologique.

Nous savons, en effet, depuis les remarquables expériences de MM. Hayem et Cadet que, chez le nouveau-né, on trouve, par millimètre cube de sang, non pas 6.400 globules blancs, comme chez l'adulte, mais bien 19.400, c'est-à-dire 1 p. 300 globules rouges au lieu de 1 p. 800 globules rouges. Cette prédominance lymphatique doit nécessairement s'atténuer progressivement avec l'âge du sujet. C'est ainsi que l'on peut très probablement expliquer l'intoxication plus intense et l'imprégnation de l'économie par le miasme paludéen, plus grandes chez l'enfant.

Avant la découverte de l'agent spécifique de la malaria, les uns attribuaient aux infusoires des marais la cause de l'infection palustre (Viret); d'autres ont incriminé des herbes particulières, comme la fouve des marais ; pour Bouchardin, c'était le venin secrété par de petits animaux ; enfin, des auteurs ont supposé que les spores se répandaient à l'extérieur des marais. A partir de 1876, les théories deviennent plus scientifiques. En effet, les auteurs italiens incriminent une bactérie brunâtre donnant satisfaction à la clinique, car on apercevait la mélanémie. En 1878, ce sont les algues qui sont la cause de la malaria.

Il faut arriver à M. Laveran (1880) pour voir l'élément spécifique, dit hématozoaire de Laveran. Il eut l'ingénieuse idée d'examiner le sang pris directement chez les paludéens non encore traités par la quinine, et il y remarqua des faits particuliers qui sont les suivants : des globules mélanifères, des flagella et un organisme particulier sur lequel nous reviendrons.

Ce micro-organisme est absolument inférieur ; on le rapproche des spores et des amibes. M. Laveran, qui le vit dans le sang et dans l'intérieur des globules, l'appela hématozoaire. Les auteurs italiens lui donnèrent le nom de *plasmadium malariæ*. Il est polymorphe.

La bactérie de la malaria comprend quatre formes :

1° *Forme sphérique*. — Ces petits corps, plus petits qu'un millième de millimètre, ressemblent aux globules rouges du sang. A peine ont-ils pénétré dans les globules rouges que leur forme change et devient amibe. A leur intérieur, on aperçoit une pigmentation noire s'étendant progressivement de la périphérie au centre. Ce pigment augmente peu à peu. Dans un globule sanguin, on rencontre plusieurs bactéries. Elles finissent par envahir le globule et par se substituer à lui. En même temps, ce corps, ainsi substitué, se fragmente en boules pigmentées, ressemblant aux boules sarcodiques.

2° *Forme à flagella.* — Dans cette forme, nous trouvons les mêmes corps ci-dessus mentionnés, surmontés de flagella. Ces derniers ne sont que des prolongements protoplasmiques pouvant remplir un rôle dans l'organisme. Les flagella sont terminés par un renflement. Leur nombre, pour chaque corps sphérique, est variable entre deux et sept. Pendant les intervalles des accès, la présence des flagella est difficile à être décelée, tandis que cette forme est constante dans la période prémonitoire de l'accès. Ces flagella peuvent se détacher de leur corps et avoir un mouvement propre ; aussi, les aperçoit-on dans le sang nageant comme des anguilles.

La forme à flagella, ainsi que la forme sphérique, sont influencées par le traitement quinique.

Quant à la valeur morphologique des flagella, on a prétendu, d'abord et à tort, qu'ils présentaient la dégénérescence des corps sphériques. M. Laveran nous donne leur véritable explication en les attribuant à une phase de développement ultérieur de la bactérie.

3° *Forme en croissant.* — Elle paraît émaner directement de celle des corps sphériques. Elle peut se modifier pour devenir d'abord fusiforme, puis passer à la forme sphérique. Plus difficile à faire disparaître du sang que les autres formes précédentes, malgré le traitement spécifique.

4° *Forme en rosace.* — Cette forme ressemble à celle des corps sphériques ; seulement, ici le pigment se concentre d'une façon évidente au centre. En même temps, son protoplasma se divise en un certain nombre de segments. De sorte que la rosace paraît jouer le rôle véritable de forme de reproduction de la masse protozoaire.

Il ne faut pas croire qu'en examinant le sang d'un paludéen on trouve toujours toutes les formes que nous avons détaillées ; ceci est rare. Sur 432 cas, M. Laveran a rencontré 266 fois la forme sphérique, 43 fois la forme en croissant, etc.

L'élément morphologique de la fièvre intermittente paraît être le même dans tous les pays ; aussi les auteurs sont-ils d'accord pour confirmer les très intéressantes données de M. Laveran.

Nous conclurons avec ce dernier que les corps sphériques et les flagella se rencontrent surtout chez les paludéens récents : les formes en croissant chez les vieux paludéens et chez les cachectiques.

L'hématozoaire du paludisme paraît donc être un et polymorphe, ce qui est la règle chez tous les organismes inférieurs.

PATHOGÉNIE

La durée de l'incubation varie de huit à dix jours. Rarement, cette durée est plus longue.

Dans l'infection palustre, le tableau clinique est très varié.

A côté des types classiques de fièvre intermittente quotidienne, tierce, etc., et dont les stades se déroulent régulièrement avec leurs périodes de frisson, de chaleur et de sueur, on a l'occasion de voir des formes irrégulières dont l'ordre des stades est interverti. Un des stades peut manquer, ou bien l'autre peut faire croire à une fièvre continue. Quelquefois encore la tierce peut passer au type quotidien, etc.

Les accès peuvent empiéter les uns sur les autres et présenter le type subintrant.

Ils peuvent s'éloigner les uns des autres *(retardants)*.

Si les intervalles qui séparent les accès ne sont pas complètement apyrétiques, on a la fièvre rémittente. Cette dernière forme, qui est plus grave, se rencontre dans les pays chauds et s'accompagne souvent d'accidents bilieux et typhoïdes. On peut d'ores et déjà voir combien le diagnostic peut être entouré de difficultés, bien que l'origine palustre ne soit pas douteuse.

Les fièvres pernicieuses algide, ardente et sudorale qui ne sont que l'exagération des trois stades, sont très graves. Elles peuvent compromettre la vie des malades.

Les formes cliniques de l'impaludisme sont si diverses et si inattendues qu'on peut encore voir la forme urémique trahissant les symptômes du choléra.

D'autres malades sont plongés dans un coma dont rien ne peut les tirer.

Il y a la forme méningitique avec tout son cortège. Il y en a qui sont pris d'une manie aiguë, d'éclampsie essentielle ou symptomatique de quelque lésion cérébro-spinale.

Enfin, on voit de ces malades pris de syncope, de paraplégie ou d'accidents rappelant l'hydrophobie.

A côté de ces formes très graves pouvant compromettre la vie des malades, on peut rencontrer des types moins dangereux mais incommodes et douloureux. Ainsi, les uns souffrent de névralgie et surtout de la névralgie sus-orbitaire ; les autres sont sujets à des gastralgies opiniâtres. D'autres présentent des attaques de douleurs rhumatoïdes faisant croire à une attaque de rhumatisme. D'autres enfin seront sujets à des vomissements incoercibles.

Tous ces malades, non traités, finissent par s'anémier et par se cachectiser.

Tel est, en résumé, le tableau général des effets multiples de l'intoxication palustre.

Il en résulte que l'enfant réalise la fièvre intermittente à sa façon. Nous allons, du reste, nous en rendre facilement compte par les observations très intéressantes que nous avons recueillies dans le service de M. le professeur Baumel.

Nous n'insisterons pas davantage sur la forme et les types d'accès, notre but étant d'étudier surtout la symptomatologie de la malaria chez l'enfant et son traitement en particulier.

SYMPTOMATOLOGIE

Nous allons nous guider, dans ce chapitre, sur les belles leçons de M. J. Simon; nous verrons la symptomatologie : 1° chez les enfants au-dessous de deux ans et 2° chez les enfants qui ont atteint la deuxième année jusqu'à l'adolescence.

1. *Fièvre intermittente des enfants au-dessous de deux ans.* — Ici c'est le type quotidien qui prédomine. L'accès est tantôt diurne, tantôt nocturne. Dans les cas graves il peut y avoir deux accès dans les vingt-quatre heures.

Cet accès survient tout d'un coup. L'enfant devient subitement pâle et refroidi ; ses yeux sont excavés et le volume de son corps semble diminuer. Les extrémités sont considérablement refroidies, les pommettes, le nez, les doigts surtout, sont décolorés, les ongles deviennent bleuâtres. A la palpation, la chaleur et la vie semblent s'être retirées de ses doigts engourdis et insensibles.

Ce qui rend difficile la constatation de ces signes particuliers, c'est qu'ils sont de courte durée et qu'ils peuvent se produire pendant la nuit. En attirant l'attention des parents sur tous ces signes, ils vous reproduiront, quelques jours après, la description précédente. De plus l'enfant vomit, phénomène qui est à peu près constant (Baumel).

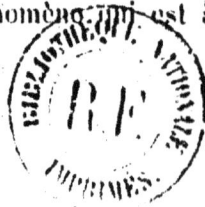

2

Cette période algide, quand l'accès est nocturne, passe inaperçue, et ce n'est que lorsque l'enfant se réveille à une heure inaccoutumée de la nuit que son entourage s'aperçoit que le bambin a déjà les extrémités et les pommettes réchauffées, le teint pourpre : c'est le stade de chaleur qui a succédé au stade de froid.

Ce second stade domine tout l'accès et dure de deux à à trois heures. Il fait suite à une détente caractérisée par une transpiration établie lentement et plus ou moins abondante à la tête, au cou et aux extrémités.

L'accès terminé, l'enfant ne se remet pas complètement de sa crise, comme l'adulte atteint récemment de fièvre intermittente. Il reste un peu pâle, grognon, agité dans son sommeil. De plus, on remarque un état saburral de la langue et un dépouillement de ses bords en forme de demi-lune, signe auquel M. J. Simon donne une très grande importance diagnostique.

On pourra constater également l'intumescence de la rate, avec de la douleur hépatique. Le foie, en effet, peut être entravé dans ses fonctions ; de là, la diarrhée et les vomissements.

Les enfants à la mamelle, en dehors de la fièvre intermittente simple et à l'état aigu, sont, plus souvent que les adultes, frappés de la fièvre pernicieuse de plusieurs façons différentes. On peut voir les formes algide, convulsive, syncopale, cholérique qui les emportent en quelques heures.

A l'état chronique, la fièvre intermittente produit une anémie profonde avec teint pâle et terreux. L'enfant est abattu, ayant des digestions difficiles et devient diarrhéique. Il est alors sujet à des accès irréguliers se traduisant par cette espèce de refroidissement des extrémités, suivi d'une chaleur anormale et s'accompagnant d'une prostration excessive avec décoloration cadavérique de la face, soit d'une excitation passagère à laquelle succèdera bientôt une asthénie générale très marquée. Ce baby a la rate augmentée notablement de volume par production de splénite ou de péri-splénite.

Cet état chronique de la fièvre paludéenne peut encore provoquer l'état cachectique. Dans ce cas, la faiblesse et la pâleur sont plus marquées que dans le cas précédent ; la diarrhée s'accompagne de bouffissure et d'une hydropisie généralisée. Parfois, on voit les selles diarrhéiques prendre la coloration sanglante.

L'enfant empoisonné à un tel degré, le moindre accident peut l'emporter. La mort peut survenir par syncope ; le cœur étant très élastique et très mou peut lâcher subitement. Certaines fois il est emporté par l'exagération de la diarrhée, par l'urémie, par des convulsions ou par un état cholériforme.

Son foie et sa rate sont augmentés de volume. Ils sont en même temps frappés, ainsi que le rein, de dégénérescence amyloïde.

2. *Fièvre intermittente chez les enfants ayant dépassé la seconde année jusqu'à l'adolescence.* — Ici ce n'est plus le type quotidien qui domine. Parfois il est tiers ou double tiers.

Souvent diurne, il peut devenir nocturne. Cette fièvre peut affecter des allures très surprenantes.

L'accès franc se rapproche par la succession des trois stades et leur importance relative de ce qu'on observe chez l'adulte.

L'accès typique des adultes se rencontre pour les enfants

très rarement. Il y a des formes abortives, c'est-à-dire deux ou trois paroxysmes séparés par des intervalles libres de tout trouble, tandis que l'élévation thermique est peu marquée. Les phases des accès sont incomplètes et fragmentées; les intervalles libres entre chaque paroxysme sont obscurs, ou brefs, ou manquent, dans ce sens que l'enfant ne reprend pas complètement, comme l'adulte, son bien-être complet. Dans les cas plus graves, il peut y avoir délire, perte de connaissance. La sueur, peu abondante, est limitée à quelques régions du corps. La tuméfaction de la rate est presque constante.

Ce que nous avons constaté presque toujours, ce sont les signes suivants :

1° L'irrégularité, qui n'existe pas autant qu'on a bien voulu le croire, si on a soin de bien analyser les courbes thermiques; en effet, il y a des périodes où l'on rencontre des paroxysmes séparés par des périodes d'apyrexie assez régulières ;

2° Les manifestations particulières, caractérisées, dès le début de l'accès, par une réfrigération des extrémités, par la cyanose et par les vomissements;

3° L'imprégnation de l'organisme de l'enfant, plus grande que chez l'adulte, est caractérisée: a) par la tuméfaction rapide de la rate, et par des douleurs abdominales gauches que l'on peut tout naturellement rapporter à la splénomégalie, à la splénalgie, à la splénite et à la péri-splénite; b) par la répétition fréquente des accès, par la tendance à la chronicité, par la longue durée de cet empoisonnement malgré le traitement jusqu'ici approprié.

La malaria agit donc d'une manière rapide et profonde chez les enfants.

L'explication de la tuméfaction rapide de la rate et de l'intoxication plus intense chez l'enfant que chez l'adulte a été donnée par M. le professeur Baumel. Nous l'avons détaillée dans notre premier chapitre. Nous n'y reviendrons pas; seulement, nous ajouterons que la tuméfaction parfois considérable de la rate est due à ce que cet organe est un organe lymphoïde.

Comme chez l'adulte, ces enfants présentent les mêmes symptômes d'empoisonnement chronique. Ils s'anémient considérablement et grandement. A la période extrême, quand l'affaiblissement est profond, on peut voir les ulcérations de la langue, de l'intumescence du foie et de la rate. Souvent les urines présentent de l'albumine, qui s'accompagne de bouffissure de la face et d'un œdème des jambes. Les épanchements dans les cavités séreuses se présentent à une époque plus avancée de la maladie.

Il n'est pas rare de remarquer, dans ces états cachectique, une tendance aux hémorragies intestinales, aux épistaxis et au purpura.

DIAGNOSTIC

Le diagnostic de la malaria chez les enfants n'est pas toujours facile, parce que le tableau n'en est pas aussi clair que celui de la fièvre intermittente chez l'adulte.

La présence des hématozoaires dans le sang serait un signe de certitude de la malaria. Cette recherche infructueuse ne suffit pas pour éliminer le diagnostic de fièvre intermittente.

Quand l'examen du sang a donné un résultat négatif ou n'a pu être fait, on pensera à la malaria après avoir exclu toute idée de lésion des viscères :

1° Quand on aura vérifié l'endémicité du pays habité par l'enfant malade ;

2° Quand on constatera la tuméfaction de la rate ou de la rate et du foie ;

3° Quand l'enfant devient subitement *pâle, refroidi et qu'il vomit.*

Il faut encore tenir grand compte du début subit de l'accès, la nuit ou le jour, de la périodicité des accès et de ses symptômes concomitants (sauf chez le nourrisson, où la fièvre peut être permanente) ; sur la durée, toujours à peu près la même, de l'accès (cinq à six heures au maximum). De là, la nécessité de prendre la température avant,

pendant et après l'accès : sur l'hérédité des enfants
(mère, frère, père, etc., atteints de malaria).

Par ses manifestations multiples, la fièvre intermittente
peut être confondue avec la fièvre puerpérale, la tuberculose, la syphilis, l'atrepsie, la méningite aiguë et la
fièvre de dentition.

Dans les fièvres puerpérales, il y a, en effet, des accès
bien éloignés les uns des autres, avec les trois stades de
froid, de chaleur et de sueur. Dans ce cas, par un
examen attentif, on découvrira un foyer purulent.

La tuberculose peut être cause d'équivoque, d'autant
plus que, dans les premières périodes de la vie, son évolution n'a pas de localisations, même dans l'appareil
respiratoire. Dans ce cas, que la fièvre soit aiguë ou
chronique, le mouvement fébrile présente un paroxysme
vespéral nocturne à des degrés divers et sans disparition
complète dans les autres parties du jour. Si la malaria, au
contraire, est la source de la fièvre, le paroxysme est
diurne, plutôt vers le matin, se répétant à une heure à
peu près déterminée dans la nuit, mais permettant de
constater des apyrexies complètes plus ou moins longues,
où la température tombe parfois au-dessous de la
moyenne.

Dans l'état cachectique d'un baby, il faudra faire le
diagnostic avec la syphilis et l'atrepsie.

Si la syphilis est en cause, l'interrogatoire de la mère
nous donnera de précieux renseignements. Elle nous
racontera avoir fait une ou plusieurs fausses couches,
avoir eu du mal à la gorge, la roséole spécifique, etc. Si
l'enfant est le fruit de la première conception, il présente
du coryza chronique, des éruptions, des taches, des plaques
muqueuses péri-anales et autour de la bouche ; les doigts

présentent de l'onyxis. A la paume des mains, on remarque du psoriasis et de l'eczéma fendillé. Ces petits êtres sont en proie à une agitation et à un état fébrile qui ne les abandonne guère qu'au lever du soleil.

L'atrepsie donne lieu à la décoloration des traits et à un profond amaigrissement, mais elle ne lui imprime pas cette teinte cireuse et terreuse spéciale à la cachexie palustre. Dans l'atrepsie, il n'existe qu'un défaut d'alimentation ; dans l'empoisonnement palustre, l'anémie s'accompagne des troubles fonctionnels de la glande hépatique caractérisés par la coloration pigmentaire de la peau.

La méningite aiguë présente aussi le même tableau que les formes palustres aiguës et pernicieuses avec de graves symptômes du côté du système nerveux et avec l'intermittence marquée de la fièvre et des phénomènes nerveux. La haute gravité de ces phénomènes nous fera douter du diagnostic de malaria, surtout si la maladie éclate subitement chez un sujet sain, comme il arrive souvent.

Une des causes d'erreur de diagnostic assez fréquente et signalée par M. le professeur Baumel est celle que l'on peut faire avec l'évolution dentaire. En effet, dans cette évolution, on peut voir l'enfant faire de la fièvre comme dans les accès palustres, et cette fièvre se reproduire à des intervalles plus ou moins réguliers. De plus, si on vous raconte que l'enfant a séjourné dans une localité plus ou moins rapprochée d'un milieu marécageux, nul doute que le praticien peu au courant de l'évolution dentaire commette un diagnostic erroné. Mais si on a soin de bien examiner l'état de dentition de l'enfant, on voit une ou plusieurs dents qui sont en train de sortir ou qui se montrent à peine. — De plus, à part la périodicité de ces accès, on voit, en examinant attentivement la courbe des températures, des sommets en paratonnerre aux diverses heures de la journée et que rien autre que l'évolution dentaire ne peut expliquer. — Cet enfant mis en observation, il arrive un moment où les accès et la fièvre s'éteignent complètement avec l'évolution dentaire, sans qu'on ait eu besoin d'avoir recours au traitement quinique, tandis que la fièvre intermittente non traitée conduit fatalement à la chronicité et à la cachexie, et cela rapidement.

On peut aussi rencontrer chez un même enfant une fièvre intermittente réveillée par l'évolution dentaire. Le diagnostic, assez délicat, ne peut se faire qu'après un examen et un interrogatoire très attentifs et très minutieux. La guérison ne dépendra que du traitement de chaque état pathologique en particulier.

PRONOSTIC

Le pronostic de la malaria chez les enfants doit être plus réservé que chez l'adulte, parce que s'ils s'intoxiquent plus fortement que l'adulte, et que s'ils sont plus sensibles à l'influence pathogénique de l'hématozoaire de Laveran, ils sont aussi, pour les mêmes raisons, plus résistants à l'action thérapeutique de la quinine. Cela suffit largement pour expliquer la nécessité où l'on se trouve d'instituer, dans ces conditions, un traitement plus long et relativement plus énergique, ainsi que nous allons le démontrer.

Traitée convenablement, la fièvre intermittente peut guérir comme chez l'adulte. Mais si elle n'est pas combattue à temps, elle peut passer à l'état chronique et se compliquer d'un état cachectique grave.

Quant aux formes intenses et pernicieuses, elles sont plus graves et peuvent emporter après quelques accès le malade si elles ne sont pas reconnues et traitées en temps utile.

TRAITEMENT

Jusqu'en 1889, M. le professeur Baumel avait été systématique dans le traitement de la fièvre intermittente chez les enfants. Il leur donnait la quinine comme on la donne aujourd'hui aux adultes. Bien entendu, en diminuant les doses proportionnellement à l'âge du malade.

On conçoit assez facilement qu'une maladie régulière nécessite un traitement régulier et pour ainsi dire systématique.

Il donnait, ainsi qu'il l'avait vu pratiquer avec succès par son maître Dupré à la clinique médicale, le sulfate de quinine, deux jours de suite, en trois fois et à demiheure d'intervalle, à la dose de 1 gramme pour l'adulte et de façon à ce que la dernière dose fût administrée six heures avant l'accès.

Il avait habituellement recours à la solution suivante :

Sulfate de quinine. . .	1 gramme
Acide tartrique	Q. S.
Eau	60 grammes

Ce traitement peut être considéré généralement comme efficace.

Dès le premier jour, l'accès est supprimé ou tout au

moins atténué dans de singulières proportions. Mais il ne suffit pas de couper l'accès, il faut encore l'empêcher de revenir. Trousseau, avec sa sagacité clinique particulière, avait remarqué qu'en donnant la quinine pour arrêter la fièvre, l'accès ne se renouvelait qu'au bout de huit jours, c'est ce qu'il appela la semaine paroxystique. De sorte qu'en donnant de la quinine un jour avant le paroxysme on pouvait éviter un nouvel accès.

Quand on arrive ainsi à passer deux jours sans fièvre, on s'arrête, en ayant soin, toutefois, de noter le jour où la quinine a été administrée pour la dernière fois ; puis, les trois semaines suivantes, et le même jour, on la donne de nouveau de la même façon. Cela fait que la quinine a été administrée en tout cinq fois, deux au début du traitement et trois par la suite à huit jours d'intervalle. Avec cette méthode, qui est celle de l'observation des semaines paroxystiques, on est généralement sûr d'enrayer la fièvre chez l'adulte.

Chez l'enfant, ce n'est pas aussi simple même en faisant varier les doses avec l'âge, ainsi que nous allons le voir dans les trois premières observations.

Certains auteurs conseillent de donner la quinine six heures avant l'accès ; d'autres, peu de temps avant l'accès. Nous préférons la méthode de M. Baumel, qui consiste à administrer la quinine en trois fois ; la première fois, sept heures avant ; la seconde, six heures et demie, et la troisième fois, six heures avant l'accès.

On ne donnera la quinine au hasard que si on ne connaît pas l'heure à laquelle a lieu l'accès.

Au lieu de donner la quinine deux jours de suite, comme chez l'adulte, nous la donnerons trois jours de suite. En même temps, on observe les trois semaines paroxystiques ; seulement, au lieu d'être chacune de *huit jours*, on les réduit à *cinq jours.* Et cela, à cause de l'intoxication plus grande chez l'enfant.

Bien que les auteurs aient l'air de se préoccuper un peu trop des formes et des types d'accès chez l'enfant, M. Baumel applique le même traitement pour toutes les formes : vouloir appliquer un traitement particulier à chaque forme est inutile, puisque cette méthode nous a donné de bons résultats dans tous les cas.

Nous ne nous arrêterons pas sur les diverses méthodes d'administration de la quinine aux enfants paludéens, comme celle qui consiste à donner la quinine jusqu'à l'ivresse, et celle où l'on donne la quinine plusieurs jours de suite, sans intercaler des jours de repos. Toutes ces méthodes ne paraissent pas donner les mêmes résultats que la méthode de M. Baumel, à laquelle nous donnerons la préférence.

Occupons-nous à présent du médicament spécifique de l'impaludisme et de ses formes.

Introduite en France en 1735, la quinine ne fut réellement acceptée qu'après la guérison de Louis XIV, obtenue par un empirique anglais nommé Talbot. Sa réputation était alors conquise. En 1820, lorsque Pelletier et Caventou découvrirent un de ses principes le plus actif, le sulfate de quinine prit un rang de premier ordre qu'il n'a jamais perdu. Il se substitua avec juste raison aux autres préparations de quinine pour le traitement de la fièvre intermittente.

Sans avoir la prétention d'entrer dans des détails de botanique, nous dirons qu'il y a trois sortes de quinquina.

1° Le quinquina gris (le Huanuco) est le moins sûr. Il

est généralement moins riche en sulfate de quinine
(8,75 pour 1000) qu'en cinchonine (12,50 pour 1000) ; il est
abondamment pourvu de principes tanniques. Le bannir
du traitement des maladies palustres.

2° Le quinquina jaune (Calisaya) contient au contraire
plus de quinine (30 pour 1000) que de cinchonine (6,75 p.
1000).

3° Le quinquina rouge est le quinquina verruqueux. Il
renferme des quantités faibles et à peu près égales des
deux alcaloïdes, de 8 à 10 grammes pour 1000 de chaque ;
mais très riche en tannin ; on peut s'en servir pour l'usage,
externe dans un grand nombre de plaies atoniques et
d'ulcères.

Les principales formes pharmaceutiques des quinquinas
sont : les sels de quinine, le sirop de quinine, la poudre
de quinine, l'extrait de quinine, l'extrait alcoolique, la
teinture de quinium, les granules.

Sulfate de quinine. — Nous ne nous occuperons que de
ce sel précieux, en laissant complètement de côté la cinchonine, beaucoup moins active.

Le sulfate de quinine, très amer et peu soluble, est d'une
administration difficile surtout chez les enfants.

Comme les corps n'agissent mieux que lorsqu'ils sont
solubles, M. Baumel préfère le donner en solution et formule la quinine proportionnellement à l'âge de l'enfant,
laissant au pharmacien le soin d'ajouter la quantité
d'acide tartrique suffisante pour le rendre soluble dans
un véhicule contenant 10 grammes d'eau et 20 grammes
de sirop simple.

En cachets, le sulfate de quinine ne peut être formulé
qu'aux grands enfants sachant les avaler.

Pour les très jeunes enfants, on peut faire préparer six

granules, les deux contenant le tiers de ce qu'on veut leur administrer chaque demi-heure. On les fait boire après. Ce mode d'absorption est accepté par eux assez facilement. Il est recommandé surtout aux enfants qui vomissent la quinine en solution (Baumel).

ACTION PHYSIOLOGIQUE DE LA QUININE

1° *Peau.* — La poudre, ainsi que le sulfate de quinine, appliqués sur la peau, ne produisent aucun effet appréciable. Il n'en est pas de même du sulfate de quinine qui, appliqué sur le derme dépouillé de son épithélium, produit de vives douleurs et une escarre assez profonde, ainsi que l'ont démontré les expériences de Trousseau.

2° *Appareil digestif.* — Le sulfate de quinine est un irritant de la muqueuse digestive. Il peut produire des gastralgies pouvant durer même après la cessation du traitement quinique. Certains auteurs prétendent qu'il constipe ; d'autres, qu'il produit la diarrhée, et enfin on a voulu incriminer à tort la quinine comme cause de vomissements chez l'enfant.

3° *Appareil circulatoire.* — Calorification. — Le sulfate de quinine produit une sédation des appareils cardio-vasculaire et calorificateur se traduisant par le ralentissement du cœur, la contraction des vaisseaux et une diminution de la température. Aussi, est-il un excellent antipyrétique et décongestif.

Pour Briquet, à qui l'on doit des études approfondies sur l'action physiologique et thérapeutique du quinquina, le sulfate de quinine est simplement un sédatif du système nerveux, et notamment de sa portion ganglionnaire, qui préside aux fonctions de circulation, de nutrition et de calorification, réservant aux principes toniques du quinquina toute action tonique.

4° *Appareil urinaire*. — Éliminé par la sueur, le lait, la salive, les larmes, et surtout par les reins, le sulfate de quinine fait augmenter la quantité du liquide excrémentitiel et diminuer le taux de l'acide urique.

5° *Système nerveux*. — Le sulfate de quinine exerce une action propre et directe sur les éléments du système nerveux. Il résulte des expériences faites par Briquet sur les animaux que le sulfate de quinine excite le système nerveux et produit l'anémie capillaire ; si la dose est dépassée, on peut voir la paralysie de ces mêmes vaisseaux. En augmentant progressivement la dose, on peut voir se dérouler tout le tableau de l'intoxication quinique, depuis les phénomènes les plus insignifiants jusqu'aux accidents les plus graves. Ce sont d'abord de la céphalalgie, des bourdonnements d'oreille, des vertiges, une titubation légère, puis de l'engourdissement, la surdité, la stupeur et l'obscurcissement de la vue : enfin, l'anéantissement de toutes les fonctions de relation et un véritable coma, qui peut être interrompu par des accidents convulsifs ou délirants, simulant une véritable méningite, et se terminer par la mort.

DOSES DU SULFATE DE QUININE CHEZ L'ENFANT

Chez les enfants à la mamelle, certains auteurs ont conseillé les lavements et les frictions. Nous préférons, avec M. Baumel, le sirop de quinine, qui lui a donné un heureux résultat chez un nourrisson qu'il a soigné à Frontignan.

Le sirop de quinine contient 0,50 centigrammes de quinine pour 100 grammes de sirop de quinine. On donnera aux enfants qui n'ont pas encore un an, 20 grammes de ce sirop en trois fois, à demi-heure d'intervalle, à commencer sept heures avant l'accès. Recommencer ce traitement pendant trois jours consécutifs et tenir compte des semaines paroxystiques raccourcies de M. Baumel. Bien entendu, on donne à chaque période paroxystique, la quinine trois jours consécutifs, comme au début du traitement.

De un à deux ans, on donnera encore le sirop de quinine en doublant la dose ci-dessus mentionnée ; c'est-à-dire on donnera 40 grammes de sirop en trois fois et à demi-heure d'intervalle, à commencer 7 heures avant l'accès. Recommencer ce traitement pendant 3 jours et tenir compte des semaines paroxystiques.

A partir de deux ans, nous conseillons, suivant la bonne pratique du professeur Baumel, le sulfate de quinine en solution.

L'on aura soin de le formuler de la manière suivante :

Sulfate de quinine. (proportionn' à l'âge de l'enfant).
Acide tartrique . . Q. S.
Eau . . . . 40 grammes.
Sirop simple . . . 20 grammes.

3

A prendre en trois fois à demi-heure d'intervalle à commencer sept heures avant l'accès Recommencer ce traitement pendant trois jours consécutifs et tenir compte des semaines paroxystiques raccourcies.

On voit par là que, quel que soit l'âge de l'enfant, la méthode à suivre pour le traitement est toujours la même.

De 2 à 3 ans on donne 0,20 centig. de quinine.
```
      3 à  4 —          —   0,30        —
      4 à  5 —          —   0,40        —
      5 à  7 —          —   0,50        —
      7 à  9 —          —   0,60        —
      9 à 12 —          —   0,70        —
```

Avant de faire avaler la quinine, on fait donner une pastille de chocolat à l'enfant, afin de lui éviter le désagrément du goût amer du sel quinique.

Nous écarterons de ce traitement les pommades de quinine pour frictions et les lavements.

1° *Pommades.* — Certains auteurs et, en particulier, J. Simon et d'Espine et Picot conseillent des frictions de pommade de quinine dans les aines, les aisselles et les creux poplités pour les enfants à la mamelle. De l'avis de M. le professeur Baumel nous concluons que ce moyen est généralement mauvais. En effet, d'après les expériences de Rabuto, l'absorption en général est infinitésimale chez les enfants et en particulier pour le sulfate de quinine qui ne se volatilise pas. S'il y a chez l'enfant absorption par frictions de mercure et d'autres matières médicamenteuses, c'est que ces corps sont volatils et les voies d'absorption sont alors nombreuses (bronches, appareil digestif).

Rabuto qui a fait des expériences sur lui-même a trouvé que le sulfate de quinine ne s'absorbe point. Il en est de même des expériences de J. Simon qui, après avoir frictionné ses petits malades, n'a pas pu déceler la présence de la quinine dans les urines par le réactif de Bouchardat. Manca ne croit pas à l'absorption de la quinine par frictions.

Nous sommes là en contradiction avec certains auteurs. Nous voulons parler de d'Espine et Picot. Ces messieurs conseillent de commencer les traitements de la fièvre intermittente chez les paludéens par les frictions de pommade de quinine sur tout le corps. Dans le cas où le moyen serait sans effet, il serait bon de recourir à d'autres préparations. Eh bien ! sans avoir besoin de recourir à un traitement de tâtonnement, c'est à ces dernières que nous voulons nous adresser dès le début du traitement.

2° *Les injections sous-cutanées* ne doivent être employées que dans les cas où on ne peut pas administrer la quinine par une autre voie. Aussi dirons-nous que nous ne connaissons pas de cas où on ait eu recours à ce moyen chez les enfants.

3° *Lavements.* — C'est un moyen peu commode et quelquefois dangereux. Ou bien l'enfant en absorbe trop, ou bien il ne le garde pas. Conseillés pour les enfants à la mamelle, J. Simon formule, chaque fois qu'il veut avoir recours aux lavements, le double de la dose que l'on prend par la voie buccale.

Chez un de ses malades (observation II), M. Baumel a voulu essayer cette méthode de J. Simon, et l'enfant tomba dans un coma dont M. Baumel a eu beaucoup de peine à le réveiller. A ce moment, l'interne de service, avait trouvé dans les urines de ce malade la présence de la quinine. Et ce n'est que quand le coma disparut, que la quinine disparut en même temps de ses urines. On voit par là que, dans ce cas, la quinine avait été presque totalement absorbée pour provoquer l'intoxication quinique.

Il y a un moyen préférable aux lavements, c'est le suppositoire qui peut agir complètement. Mais ce moyen est assez délicat, et nous ne le conseillons pas.

Voilà tout ce que nous voulions dire à propos de la fièvre intermittente chez l'enfant. Il nous reste à passer en revue les observations pour prouver, faits en mains, l'efficacité de la méthode du professeur Baumel dans le traitement du paludisme chez les enfants

OBSERVATIONS

Observation Première

(Publiée par M. le professeur Baumel, dans ses « Leçons cliniques sur les maladies des enfants », 1893).

Le nommé X..., âgé de 13 ans et demi, entré à l'hôpital le 30 octobre 1891, salle Saint-Joseph (Hôpital Général). Il habitait Frontignan lorsqu'il contracta les fièvres intermittentes qui se traduisaient chez lui, au début, par un froid intense, que le malade éprouvait principalement la nuit.

Sa mère, sa grand'mère et l'une de ses tantes mortes tuberculeuses.

Fait important à noter: cet enfant n'a jamais pris de quinine et, cependant, il a eu des vomissements, ce qui est, somme toute, assez rare chez l'adulte simplement atteint de fièvre intermittente.

Il accusait aussi au moment de son entrée à la clinique, un peu de diarrhée et des douleurs abdominales assez vives, principalement à gauche.

En raison de ses antécédents héréditaires, de la fièvre continue et surtout vespérale, des douleurs abdominales, des vomissements et de la diarrhée, on était en droit de se demander s'il n'y avait pas là des lésions intestinales, de nature tuberculeuse? M. Baumel se le demanda un instant, mais par la suite, il ne tarda pas à s'arrêter au diagnostic de fièvre intermittente.

C'étaient là, à son avis, de simples accès d'impaludisme accompagnés de vomissements.

L'intoxication, du reste, n'a pas été bien forte chez ce malade qu'il considère actuellement comme guéri.

Les douleurs abdominales gauches que l'on pouvait tout naturellement attribuer à la rate (hypertrophie, splénalgie, péri-splénite), se révélèrent bientôt sous un autre caractère.

On remarquait, en effet, que ces douleurs se propageaient suivant la direction des nerfs lombo-abdominaux et l'attention, attirée de ce fait du côté du scrotum, fit constater l'existence à gauche, d'un testicule petit et douloureux, siégeant très haut dans le canal inguinal et incapable, même en le tiraillant un peu, de descendre dans les bourses. Chaque tentative de ce genre était de plus pénible pour l'enfant.

Les vomissements et la diarrhée avaient, dans ces derniers temps, disparu, lorsque la réapparition d'accès francs, mais irréguliers, obligèrent M. Baumel à donner à ce malade un peu de sulfate de quinine (30 centigrammes en 6 granules) pendant plusieurs jours.

La prostration, le coma et l'hypothermie qui succédèrent à son administration frappèrent l'attention de M. Baumel, en raison de l'âge de l'enfant (13 ans et demi) et de la dose relativement faible du médicament administré, au point qu'il crut devoir faire l'analyse des urines.

Celle-ci fit constater, pendant le traitement quinique, comme durant ses intervalles, la présence de l'albumine dans ce liquide à raison de 1 à 3 grammes par 24 heures.

De là, l'indication précise et formelle de recourir à un

pareil examen non seulement chez tout paludéen très sensible à l'emploi de la quinine, mais encore chez tout fébricitant avant de recourir à n'importe quel médicament antithermique.

Ainsi se trouvent expliquées, par élimination rénale incomplète, certaines idiosyncranies jusque-là difficiles à comprendre et, par suite, à interpréter.

Observation II

(Publiée par M. le professeur Baumel dans ses « Leçons cliniques sur les maladies des enfants », 1893).

Le nommé Y. ., âgé de 12 ans, couché au numéro 10 de la même salle, est entré au service des maladies des enfants le 8 août 1891.

Originaire de Namur, il aurait déjà eu à Gand (Belgique) les fièvres intermittentes.

Dès son entrée, il avait des vomissements.

Les accès avaient débuté, cette fois, nous disait-on, le 8 août, à 1 heure de l'après-midi et l'enfant avait vomi.

Nous lui donnâmes aussitôt de la quinine.

Nous remarquons, dans ce cas, une coïncidence frappante entre l'administration de la quinine et les vomissements.

C'est ainsi que, le 18 et le 19 octobre, on donne 0 gr. 50 de quinine ; le malade vomit. Le 18 novembre, il la prend encore en lavements : il vomit, etc.

Nécessairement, ici une question se posait. Etait-ce la quinine qui provoquait les vomissements ou bien ceux-ci étaient-ils, comme précédemment, la conséquence de la fièvre ?

Il n'est pas prouvé, en effet, que la quinine les ait déterminés par elle-même, vu que, antérieurement, comme dans notre premier cas, l'enfant vomissait sans prendre de médicaments.

Il semblerait, au contraire, que la fièvre ait pu les produire à elle seule dans les deux cas.

Ce malade vomissant, la quinine introduite dans l'estomac n'était point absorbée et, naturellement, la fièvre persistait. Alors, M. Baumel voulut avoir recours aux lavements de quinine que le malade gardait, d'ailleurs, difficilement.

M. Jules Simon conseille pour ce motif de donner du remède en lavements le *double* de la dose que l'on administrerait par la bouche

M. Baumel n'est pas absolument de cet avis, car on ignore ce qu'absorbera la muqueuse intestinale. Chez un de ses malades, âgé de 6 ans, et qui avait la malaria, M. Baumel voulut, conformément à l'opinion formulée par J. Simon, donner un lavement de 0 gr. 40 au lieu de 0 gr. 20 qu'il aurait prescrit par la bouche. Ce malade resta dans le coma pendant trois jours ; il présenta même une hypothermie excessive, ce qui a rendu, depuis, M. Baumel très circonspect.

La fièvre persista un certain temps chez un second malade, avec tendance même à la chronicité, ce qui, avec un gros ventre et son intolérance pour les lavements de quinine (qu'il rendait presque aussitôt) pouvait donner l'idée d'une tuberculose intestinale.

En raison de cette circonstance particulière de la maladie, notre Maître songea tout d'abord à diminuer la dose du médicament, pensant qu'il serait ainsi plus facilement toléré (30 centig. au lieu de 0,75 et de 0,50, doses primitives), ensuite à le présenter à l'enfant sous la forme la plus commode, c'est-à-dire en granules, 6 à 5 centigrammes chacune, suivant, en cela, le conseil de J. Simon lui-même. Ces granules étaient pris en trois fois, à demi-heure d'intervalle, et les deux derniers 6 heures avant l'accès.

Nous parvînmes ainsi à voir non seulement la quinine tolérée, mais encore la fièvre jugulée.

Nous venions d'observer, le 29 octobre, après neuf jours d'apyrexie, la première semaine paroxystique lorsque le 5 novembre la fièvre reparut.

Le même fait se reproduisit dans la suite, à peu de chose près.

Il lui vint, dès lors, à l'idée la méthode qu'il avait vu employer par un autre de ses maîtres dans le traitement de fièvres intermittentes, méthode qui consiste à administrer la quinine longtemps et d'une manière continue, en diminuant les doses au besoin, mais de façon à saturer pour ainsi dire l'organisme. Il tint alors notre malade pendant un certain temps, du 21 octobre au 2 novembre, sous l'influence constante de ce moyen, progressivement diminué de 0,60 centigr. à 0,25 centigr. par jour. La fièvre tomba et on cessa la quinine le 2 novembre 1891.

Le malade parut guéri d'abord, puis il eut à plusieurs reprises, à longs intervalles toutefois, le 21 novembre et le 3 décembre, des accès isolés. La quinine n'avait été administrée, avant le premier de ces accès, qu'une fois, le 7 novembre, à raison de 0,50 centigr., puis elle le fut les 21, 22, 23 et 24 du même mois à la dose de 0,30 centigr. Enfin, elle avait été omise avant l'accès du 3 décembre.

Il en conclut alors qu'au lieu de nous en tenir à deux

jours d'apyrexie, comme chez l'adulte, nous devions, chez l'enfant, administrer d'abord la quinine pendant quatre ou cinq jours de suite, puis raccourcir les semaines paroxystiques, c'est-à-dire qu'au lieu d'attendre sept jours francs, nous devions revenir à la médication au bout de cinq jours seulement, et pendant trois jours consécutifs au lieu d'un seul.

Grâce à ce moyen, ce jeune malade a été débarrassé de ses fièvres intermittentes depuis un mois.

Observation III

(Publiée par M. le professeur Baumel, dans ses : «Leçons cliniques sur les maladies des enfants», 1893).

Le nommé Z..., âgé de 7 ans, couché au lit numéro 11 de la salle Saint-Joseph, est frère du précédent.

Il a fourni le cas le plus intéressant que l'on puisse connaître.

C'est ici que la maladie a été des plus irrégulières et le dignostic des plus difficiles.

Entré à l'hôpital le même jour que son frère, il présentait non seulement des vomissements, mais encore de la diarrhée et des épistaxis avec de la fièvre intermittente.

On aurait pu croire, au début surtout, à l'existence de la fièvre typhoïde et, cela, avec d'autant de raison que, d'après sa courbe, les jours où, contrairement à nos prescriptions, il mangeait, la température s'élevait.

Certain jour (2 novembre), on lui donna, à notre insu, du pain. Il en résulta une élévation thermique considérable (39°, 8). Une autre fois (18 novembre), il mangea une grenade ; il eut aussitôt 39°, 3.

Il semblait que, comme dans la fièvre typhoïde, un écart de régime provoquait chez lui une rechute avec élévation thermique.

Cet enfant n'avait pas eu les fièvres jusque-là. Mais il est le frère du précédent. Il venait, comme lui, d'un pays marécageux, la Belgique, et je songeai, malgré tout, à la nature paludéenne des accidents.

« Je le laissai, dit le professeur Baumel, ainsi que son frère, pendant un certain temps (du 15 au 31 octobre), sous l'influence du sulfate de quinine, à raison de 50 centigrammes par jour, après avoir essayé, sans succès chez lui encore, d'observer les semaines paroxystiques, ainsi que j'avais l'habitude de le faire chez l'adulte.

» Le 2 novembre, la température étant, le matin, de 38,4, le pouls à 131, je prescris *illico*, à la visite : sulfate de quinine, 60 grammes en trois fois.

» Le soir, la température était de 38,6.

» Le lendemain matin (3), T. 39° ; P. 100, irrégulier. Le malade présente, ce jour-là, des symptômes francs : apoplexie intense, vomissements, constipation, coma, céphalalgie intense, troubles pupillaires (mydriase unilatérale gauche, atrésie droite) qui se continuent le 4.

» Le 3, en mon absence, un de mes collègues est appelé, et il pense que nous pouvions bien être en présence d'une méningite probablement tuberculeuse.

» A ma visite, faite une heure après environ le même jour, je m'efforçai d'arriver à un diagnostic précis, et, tout en reconnaissant la possibilité qu'il y avait encore à admettre et à défendre le diagnostic porté par mon collègue dans la visite unique qu'il avait faite à mon malade, dont il ne connaissait point les antécédents (mère morte probablement tuberculeuse et traitement quinique actuel), j'écartai, à la grande surprise des élèves du service, toute idée non seulement de méningite tuberculeuse, mais encore de méningite.

» Il y avait, en effet, chez cet enfant, des antécédents héréditaires suspects, mais nous n'avions pas observé, chez lui, les signes précurseurs de la méningite spécifique.

» Seul, le ventre, très volumineux, aurait pu faire croire, en dehors de l'hypertrophie splénique, plus grande chez ce malade que chez les deux autres plus âgés, à une tuberculose intestinale.

» Je m'arrêtai toujours, uniquement et malgré tout, au diagnostic de fièvre intermittente, attribuant les troubles cérébraux observés chez lui à la quinine et à elle seule.

» J'en supprimai immédiatement l'usage et je prescrivis, en raison de la constipation, des vomissements et des phénomènes cérébraux présentés par le malade, 12 centigrammes de calomel à prendre en six fois dans les vingt-quatre heures, à quatre heures d'intervalle par conséquent. »

Ce moyen, antiphlogistique et résolutif sans doute, mais aussi purgatif, est d'ailleurs conseillé dans la méningite, même tuberculeuse.

Il en est ainsi de l'iodure de potassium, que M. Baumel fit prendre au malade, à la dose de 0,75 centigrammes dans 24 heures.

Ce moyen, résolutif à son tour, favorise, en outre, l'élimination de bien des substances chimiques qui peuvent à un moment donné, s'accumuler dans l'organisme (plomb, mercure, quinine, etc...).

Au bout de 48 heures, tout rentrait dans l'ordre, et le petit malade qui, le 3, avait eu, sous l'influence du calomel, d'abondantes évacuations, n'avait plus, le 5, comme T., que 37° le matin et 37°3 le soir. Tous les symptômes graves de l'avant-veille avaient totalement disparu et le jeune patient n'accusait plus non seulement la moindre douleur, mais le moindre malaise.

L'iodure fut continué ce jour-là, le 5 inclus.

Le 8 novembre, survint un accès franc (40°2) qui me confirma, dit notre Maître, avec très juste raison, mon diagnostic : fièvre intermittente. Comme nous avions suspendu pendant tout ce temps-là la quinine, que j'avais rendue responsable des accidents cérébraux, nous dûmes la reprendre, avec prudence cette fois (0,50 centigrammes), mais résolument, en qualité de spécifique.

Le 15, le malade eut un autre accès (39°).

Je n'étais pas encore à la précision thérapeutique que je vous ai indiquée, il y a un instant, au sujet de notre second malade.

Depuis que nous avons administré la quinine comme à son frère, c'est-à-dire pendant plusieurs jours consécutifs, trois au moins, après cinq jours d'apyrexie constituant la semaine paroxystique, et cela plusieurs fois de suite, il mange potage et côtelette matin et soir.

Il n'a eu, depuis lors, qu'une fois 38°, le 16 décembre. et une fois 39°7, le 28 du même mois ; encore le malade avait-il vomi sa quinine le matin de ce jour, après la visite, et l'on n'avait pas songé à l'administrer par une autre voie.

Voilà, en résumé, les trois observations de ces petits malades, recueillies dans les « Leçons cliniques de maladies des enfants » de M. Baumel.

Nous ignorons le jour exact de leur sortie de l'hôpital, qui a suivi de très près ce traitement. Mais ce que nous affirmons, et cela d'après les informations recueillies auprès de M. Baumel, c'est que ces enfants ont quitté l'hôpital complètement guéris.

Observation IV

(Recueillie dans le service du Professeur Baumel, à la clinique des maladies des enfants, à l'Hôpital Suburbain. — Voir courbe n° 1.)

Le nommé Léon Riv..., âgé de 12 ans, entre le 19 novembre 1900 à la clinique des enfants, lit n° 3, salle des garçons.

Antécédents personnels. — Il a eu la coqueluche à six ans ; est resté en traitement pour la teigne faveuse à l'Hôpital Général pendant 19 mois, à l'âge de 11 ans.

Antécédents héréditaires. — Son père a eu les fièvres paludéennes, dont il relève à peine. Mère se porte bien. Son frère aîné, âgé de 19 ans, a eu les fièvres intermittentes au mois d'octobre dernier.

Le cadet a eu également les fièvres à la même époque ainsi que son troisième frère âgé de 15 ans.

Le quatrième enfant est celui qui est en traitement dans le service.

(Signalons, en passant, que M. Baumel connaît parfaitement toute cette famille.)

Le cinquième, mort d'urémie à 7 mois, il y a 12 à 15 jours. M. Baumel avait conclu à une scarlatine fruste, laquelle avait déterminé une néphrite occasionnant l'urémie qui l'emporta dans la nuit.

Début de la maladie actuelle. — Il était malade depuis une huitaine de jours avant son entrée à l'hôpital.

Ajoutons que le surlendemain de la mort du cinquième frère, le quatrième vint consulter M. Baumel chez lui, et accompagné de son père. Là, l'enfant pâlit tout d'un coup, ce qu'on aurait pu attribuer à l'émotion. Puis il vomit dans le cabinet de consultation. C'était le 19 novembre, jour de son entrée à l'hôpital. Le soir même il avait comme température 38°. Il avait des accès tous les deux jours entre 8 et 9 heures du matin, tremblait d'abord, puis suait et vomissait souvent. Une soif intense ne le quittait jamais, pas de diarrhée. De plus, à part les accès qu'il présentait le matin, il a encore un accès le premier jour de son entrée, à minuit, de sorte que, chez lui, les accès étaient déplacés.

Il était de retour des vendanges, qu'il avait faites au Grand Saint-Jean, près d'Aigues-Mortes, depuis une quinzaine de jours lorsqu'il eut son accès. Il était au Grand Saint-Jean avec Victor R... son camarade d'hôpital.

État de la dentition. — Les deux premières molaires inférieures gauches manquent. Notons, en passant, que l'on doit toujours s'occuper de l'évolution dentaire chez l'enfant, surtout quand il est malade; sinon, on a tendance à rapporter tout à la même origine pathologique.

Jusqu'au 24 novembre, il reste en observation; le 25 novembre, les accès étant parfaitement caractéristiques, on lui donne :

Sulfate de quinine . .	0 gr. 60 centigr.
Acide tartrique . . .	Q. S.
Sirop simple	20 grammes.
Eau	40 grammes.

à prendre en trois fois : à 11 heures, 11 heures 1/2 et

minuit, l'accès arrivant, en général, à 6 heures du matin.

Le 25. — Le même traitement que le 24.

Le 26. — Le même traitement que le 25 ; pas d'accès.

Le 27. — On oublie de lui administrer la quinine près crite le 26 ; T. quinine.

Le 28. — Un accès ; on lui donne la quinine.

Le 29. — Quinine.

Le 30. — La quinine est supprimée.

Le 4, 5, 6 décembre. — On administre la quinine ; première semaine paroxystique raccourcie.

Le 11, le 12, le 13. — Administration de la quinine ; seconde semaine paroxystique.

Depuis le 30 novembre, le malade ne présente plus de fièvre. On se rendra, du reste, plus facilement compte des effets heureux produits par ce mode de traitement en consultant la très intéressante courbe thermique. A l'heure actuelle, l'enfant se porte très bien ; il est guéri ; s'amuse avec ses camarades, mange de tout et ne présente plus d'accès. Aussi, pouvons-nous le considérer comme guéri, grâce au mode de traitement ci-dessus mentionné.

Observation V

(Recueillie dans le service du professeur Baumel, à la clinique des maladies des enfants, à l'Hôpital Suburbain. — Voir courbe n° 2.)

R... Victor, 11 ans, entré le 13 novembre 1900 à la clinique médicale des enfants, salle des garçons, lit n° 1.

Antécédents personnels. — Négatifs.

Antécédents héréditaires. — Père en traitement à l'Hôpital Suburbain pour fièvre palustre contractée près d'Aigues-Mortes.

Mère bien portante.

Le cadet, 12 ans, a eu les fièvres intermittentes ces temps derniers, rapportées d'Aigues-Mortes.

Le troisième est le malade en traitement.

Le quatrième, 7 ans, a eu également la fièvre intermittente dernièrement.

Le cinquième, une petite sœur, morte à trois mois il y a deux ans.

Histoire de la maladie actuelle. — Il était allé vendanger au Grand-Saint-Jean, près d'Aigues-Mortes, au commencement de septembre dernier. C'est le lendemain de son retour, il y a un mois environ, qu'il eut son premier accès. Il est resté un mois environ au Grand-Saint-Jean, entouré de marais, buvait de l'eau de puits coupée.

Le premier accès se manifesta par des tremblements, une soif intense, puis des sueurs. Il vomissait en dehors des accès ; pas de diarrhée.

Chez lui, quand le malade avait pris, pendant quelques jours, de la quinine, il restait de huit à dix jours sans accès. Comme il arrêtait alors l'usage du médicament, les accès reparaissaient. Il suait régulièrement tous les jours à une heure de l'après-midi, suant également la nuit.

Depuis son entrée à l'hôpital, il est en observation et est au régime lacté.

État de la dentition. — M. Baumel lui enleva deux dents. La deuxième molaire inférieure gauche manque, manque également sa congénère droite. Les deux molaires supérieures droites et gauches de remplacement continuent leur évolution extra-maxillaire. Les gauches sont plus en retard que les droites.

Il n'aura ses molaires inférieures qu'à 13 ans. On voit qu'il est en pleine évolution dentaire. Aussi ces sueurs qui durent nuit et jour ont elles pour origine cette évolution.

Interprétation de la courbe. — A première vue, on dirait que cette courbe est très irrégulière. Mais si on l'examine de très près on remarque que le 19 il eut 38° et le 21 également 38°,3 le matin. Le jour d'intervalle, c'est-à-dire le 20, il n'y a pas de fièvre. — Le 22, il y a 38°; le 23, pas de fièvre; le 24, il y a encore 38°; le 25, pas de fièvre; le 26, il y a encore 38°,5.

Nous concluons, grâce à cette intermittence régulière, à une fièvre intermittente légère.

D'autre part, le 14 et le 15, la fièvre est continue tandis que le 16 et 17 il y a apyrexie.

Comment pourrions-nous expliquer ces sommets deux jours de suite et cette apyrexie de deux jours? De sorte qu'il y a ici quelque chose qui joue un rôle principal, et ce quelque chose c'est l'évolution dentaire.

Et comme, d'autre part, nous sommes frappés de la régularité, au point de vue de l'intermittence d'une partie de la courbe, nous croyons qu'il y a chez ce malade une fièvre intermittente réveillée par l'évolution dentaire.

Observation VI

(Recueillie dans le service du Professeur Baumel, à la clinique des maladies des enfants, à l'Hôpital Suburbain.— Voir courbe n° 3.)

Emmanuelle Bour..., 2 ans 1/2, entre le 31 octobre 1900, salle des filles, lit n° 7, à la clinique médicale des enfants.

Antécédents personnels. — Rougeole au mois d'août dernier.

Antécédents héréditaires. — Père et mère en traitement au Suburbain pour les fièvres des marais contractées près d'Aigues-Mortes.

Le 1ᵉʳ novembre : Broncho-pneumonie des deux bases.

Traitement :

Looch	120 grammes.
Benzoate de soude	1 gr. 20.
Teinture de digitale . . .	3 gouttes.

2 novembre : *Idem* comme traitement.

3 — — —

Le 5 novembre : Presque plus rien au thorax.

Le 8 : *État de la dentition.* — Canine supérieure gauche vient de percer ; sa congénère continue son évolution extra maxillaire. Les canines inférieures viennent à peine de percer la gencive. Les molaires partout.

12 novembre. — On note l'augmentation de volume de la rate, qui est perceptible à la palpation et douloureuse.

Traitement. — Sirop de quinquina, 30 grammes en deux fois dans les 24 heures, avant les deux principaux repas.

Des renseignements recueillis auprès de la mère, il résulte que cet enfant n'a jamais été portée dans les vignes. Elle est restée tout le temps dans le village qui se trouve à côté d'Aigues-Mortes.

Cette courbe est une courbe d'impaludisme et d'impaludisme larvé. En effet, la lésion broncho-pneumonique, si elle avait été l'unique cause de l'élévation thermique, aurait produit une fièvre continue, et sa disparition aurait coïncidé avec celle des sommets indiqués par la courbe, mais apyrétiques à proprement parler.

Cette courbe nous amène à conclure que l'impaludisme

est parfois une maladie d'évolution et voici pourquoi:
Parrot, le maître par excellence de la pédiatrie française,
avait parfaitement raison quand il considérait la syphilis
comme une maladie d'évolution. Les manifestations de
cette syphilis, toute héréditaire qu'elle est, n'ont lieu qu'à
la naissance et aux deux ou trois premiers mois de la
vie. Or, c'est à cette dernière époque que commence
l'évolution dentaire intra-maxillaire des premières inci-
sives inférieures.

Si Parrot considère la syphilis héréditaire comme une
maladie d'évolution, M. le professeur Baumel se
demande, avec juste raison, pourquoi on ne considérerait
pas comme telle l'impaludisme, maladie cependant
infectieuse et même inoculable d'une certaine façon.

En effet, cette enfant est une paludéenne et cette diathèse
est réveillée chez elle par la broncho-pneumonie d'une part,
par l'évolution dentaire d'autre part.

Dans cette observation, le paludisme s'est réveillé d'une
façon obscure et sans faire grand bruit. Nous n'avons eu
que des sommets thermiques intermittents non accompagnés de tout le cortège de l'accès et même apyrétiques
pour la plupart.

Nous sommes donc amenés à conclure que l'impaludisme comme la syphilis, peut être, à un moment donné,
une maladie à évolution.

19 20 21 22 23 24 25 26 2 28° 30 1 2 3 4 5 6 7 8 9 10 11 12 13 14

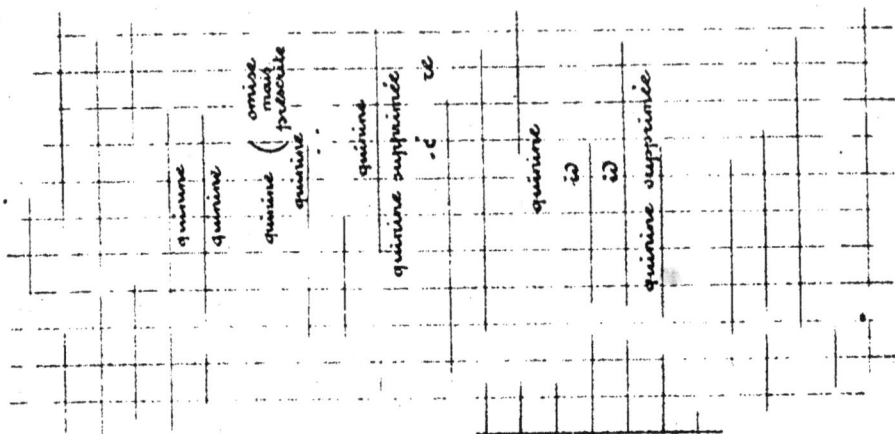

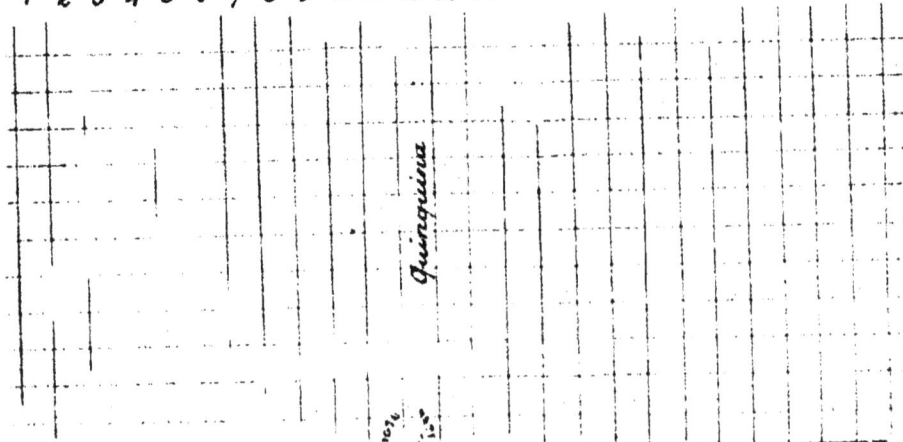

quinine
quinine
quinine (omise mais prescrite)
quinine
quinine supprimée
2.
quinine supprimée
quinine
3.
3.
quinine supprimée

g... *Lit N°1 Novembre. 1900*

14 15 16 17 18 19 20 21 22 23 4 5 26 28 29 30 1 2 3 4 5 6 7 8 9

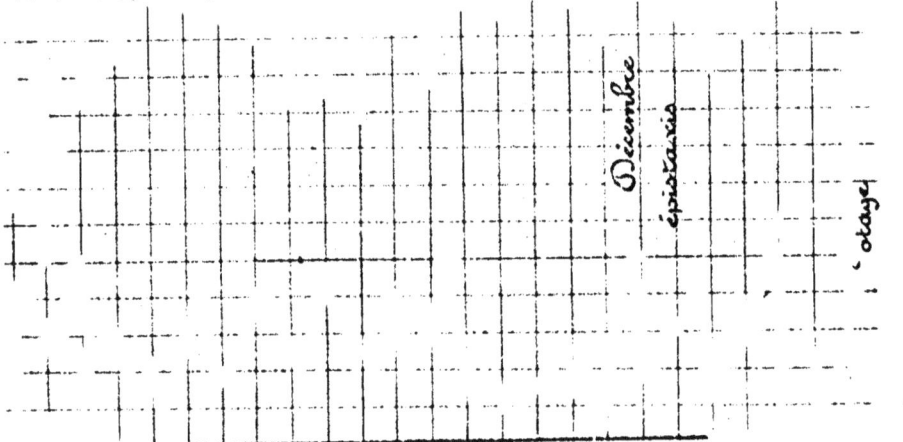

Décembre
épistaxis

otage

our... *Lit N°4 Novembre 1900*

1 2 3 4 5 6 7 8 9 10 11 12 13 14

Quinquina

T | 19 20 21 22 23 24 25 26 2 28 9 30 1 2 3 4 5 6 8 9 10 11 12 13 14

41
0
9
37
36

amine mania proscribe

quinine · perle quinine · quinine · quinine · quinine · quinine supprimée · De · x · quinine · x · x · quinine supprimée

Rig... Lit N°1 Novembre. 1900

T | 13 14 15 16 17 18 19 20 21 22 23 24 25 26 2 28 9 30 1 2 3 4 5 6 7 8 9

41
40
39
38
37
36

Décembre épistaxis · okay

Bour... Lit N°4 Novembre 1900

T | 1 2 3 4 5 6 7 8 9 10 11 12 13 14

40
39
38
37
36

quinq

CONCLUSIONS

I. — Grâce à la prédominance de son système lymphatique, à l'intensité de sa nutrition, peut-être même à la composition du sang, l'enfant est plus sensible à l'influence pathogénique de l'hématozoaire de Laveran.

II. — Pour cette raison, l'enfant est plus résistant à l'action de la quinine.

III. — On doit donc instituer chez lui un traitement plus long et relativement plus énergique.

IV. — Il faut donner la quinine pendant trois jours consécutifs, au lieu de deux, au début, qui suffisent chez l'adulte, et pendant trois jours encore, chaque semaine paroxystique, au lieu d'un.

V. — On devra raccourcir les semaines paroxystiques, et les réduire à cinq jours au lieu de sept, comme on le fait chez l'adulte.

VI. — L'impaludisme peut, comme la syphilis héréditaire(Parrot), devenir une maladie d'évolution (Baumel).

INDEX BIBLIOGRAPHIQUE

BAUXEL. — Leçons cliniques sur les maladies des enfants (1893).

CHARRIN. — Sur l'inoculation de la fièvre intermittente (Thèse de Paris, 1885).

DAUPHIN-SALLES. — Contribution à l'étude des psychoses consécutives aux fièvres intermittentes (Thèse de Montpellier, 1897).

DIEULAFOY. — Manuel de Pathologie interne.

DUCHEZ (H). — Fièvre intermittente chez un enfant. (*Journal de clinique et de thérapeutique infantiles*, année 1898, n° 19).

D'ESPINE et PICOT. — Maladies de l'enfance.

GOODHART (J.-F.) — Maladies des enfants.

GRANCHER, COMBY et MARFAN. — Maladies de l'enfance.

LAVERAN et TEISSIER. — Pathologie et clinique médicales.

L. LOIREL. — Du traitement des fièvres paludéennes (Thèse de Paris, 1885).

WEILL. — Médecine infantile.

FILATOW (Nil). — Maladies de l'enfance.

PÉRIER. — Consultations sur les maladies des enfants.

SHEFFIELD. — Impaludisme chez les enfants, *New York. Med. Journal*, octobre 1897.

SIMON (J.). — Conférences thérapeutiques et cliniques sur les maladies des enfants, 1882.

— De la fièvre intermittente chez les enfants. (*Journal de clinique et de thérapeutique infantiles*, année 1895 n° 201.)

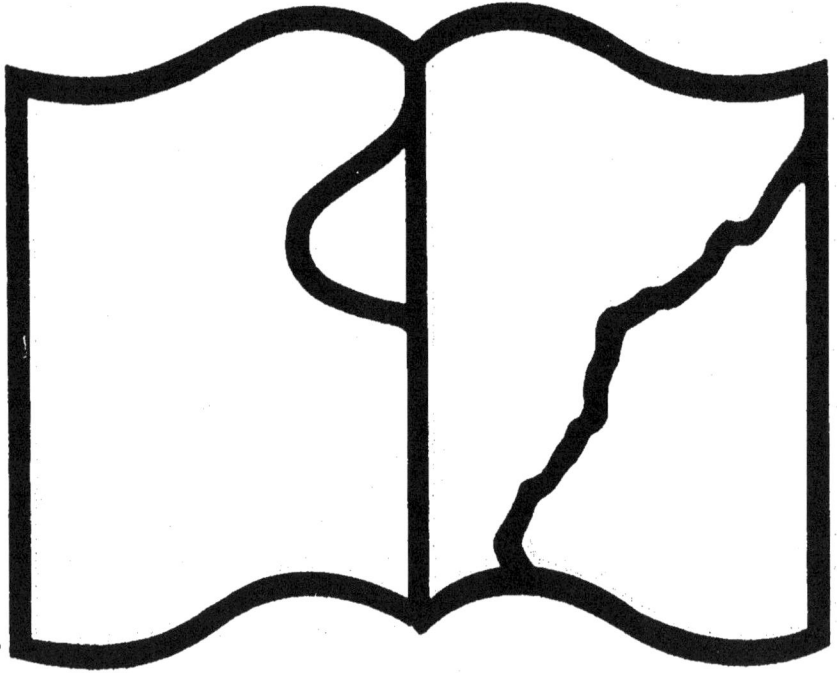

Texte détérioré — reliure défectueuse

NF Z 43-120-11

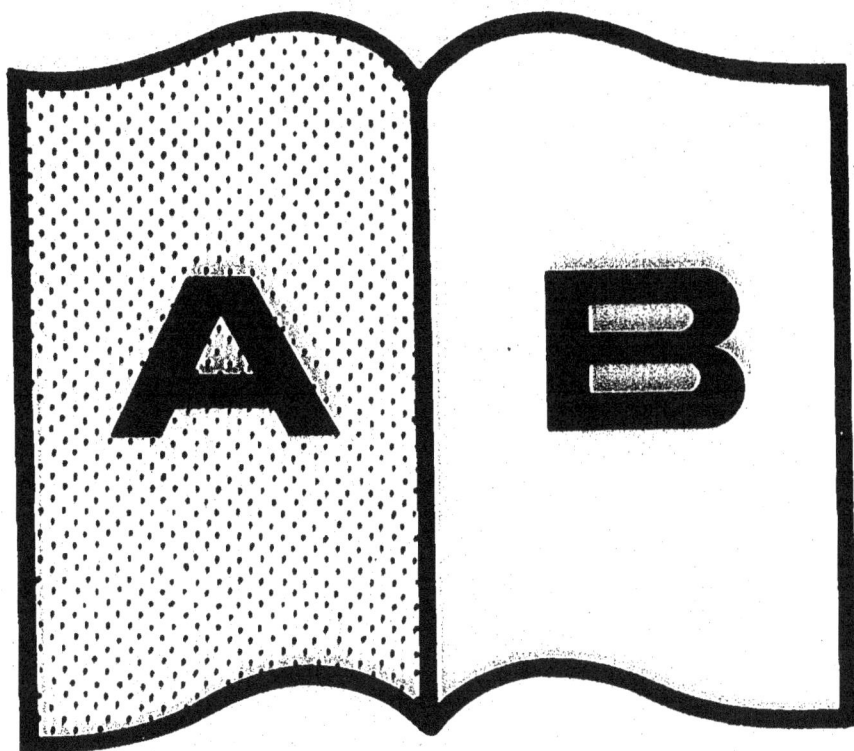

Contraste insuffisant

NF Z 43-120-14

www.ingramcontent.com/pod-product-compliance
Lightning Source LLC
Chambersburg PA
CBHW050526210326
41520CB00012B/2463